AF384784

COMPTE RENDU

DES MALADIES

ÉPROUVÉES

PAR LES OUVRIERS ACTIONNAIRES

DES SECOURS MUTUELS,

DEPUIS LE 1.er DÉCEMBRE 1840,

JUSQU'AU 1er DÉCEMBRE 1841

PAR M. EUG. BONAMY,

docteur en médecine

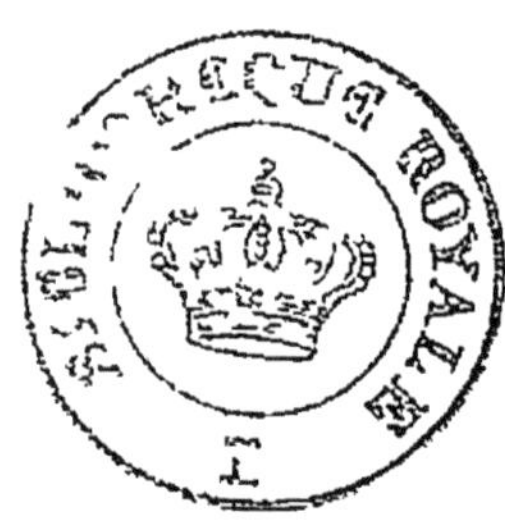

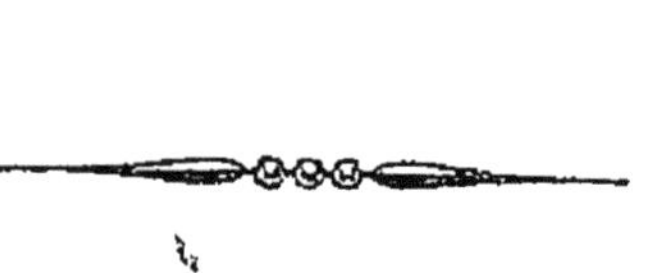

NANTES,
IMPRIMERIE DE CAMILLE MELLINET.

—

1843.

COMPTE RENDU

DES MALADIES

ÉPROUVÉES

PAR LES OUVRIERS ACTIONNAIRES

DES SECOURS MUTUELS,

Depuis le 1.ᵉʳ décembre 1840 jusqu'au 1.ᵉʳ décembre 1841 ;

PAR M. EUG. BONAMY, D.-M.

Messieurs,

Chaque année vos médecins entrent en communication avec vous pour vous donner un aperçu des maladies qui ont sévi sur votre association pendant la durée d'un an. Étudiant les rapports qui ont pu exister entre ces maladies et les diverses circonstances de saisons, de professions, d'habitudes, etc., dans lesquelles vous avez vécu, ils s'efforcent de vous faire connaître les causes qui ont troublé votre santé ; ils vous indiquent, autant qu'il leur est possible,

les moyens d'atténuer les mauvais effets
des influences fâcheuses auxquelles
vous ne pouvez pas toujours vous sous-
traire. C'est là une partie importante de
leurs obligations, et c'est chez vous,
chaque jour, plus encore qu'ici, qu'ils
se font un devoir de l'accomplir. Quant
aux causes de maladies qu'un trop grand
nombre d'entre vous fait naître par suite
d'habitudes funestes, et l'ivrognerie se
place ici en première ligne, elles sont,
chaque année, l'occasion de conseils et
de reproches qu'aujourd'hui encore il
faudra renouveler; il le faudra, sinon
dans l'intérêt de ceux auxquels ils s'a-
dressent, et qui en profitent bien peu,
il le faudra, disons-nous, dans l'intérêt
de la Société qui s'épuise à soutenir
dans leurs longues et déshonorantes
maladies des hommes fort peu di-
gnes de son assistance. Il le faudra encore dans l'intérêt du but de cette association, qui, dans la pensée de son ho-
norable fondateur, si dévoué à la classe
ouvrière, devait être une œuvre de
haute moralisation.

Avant d'entrer en matière, qu'il me
soit permis d'adresser une parole d'a-
dieu à l'un de nos collègues. M. Lad-

mirault fils, né dans une famille où l'on ne compte que de bonnes traditions, après une jeunesse consacrée à des études solides et consciencieuses, a subi avec honneur les épreuves du doctorat en médecine. De retour à Nantes, il a rempli avec désintéressement et distinction la mission difficile qui nous est imposée à tous. Dans ses fonctions de médecin de la Société de Secours Mutuels, il s'est montré bon et dévoué; une de vos sections se lèverait toute entière pour confirmer mes paroles. Telle a 'été la vie bien simple de notre confrère Ladmirault, que vous et nous regrettons aujourd'hui.

Deux nouveaux médecins, dont il ne nous appartient pas de louer la science et le zèle, MM. Lequerré et Tigé, ont été attachés à la Société pour remplacer M. Ladmirault dans la section de l'Est, et M. Morisson, démissionnaire, dans la section de l'Ouest.

J'arrive au compte rendu des maladies observées dans la Société de Secours Mutuels, pendant l'année 1841.

944 ouvriers, exerçant 91 professions différentes, ont constitué l'effec-

tif pendant cette année, et ont été atteints de 915 maladies, savoir :

734 maladies du ressort de la pathologie interne ;

152 blessures et maladies chirurgicales ;

29 sans désignation, par suite du décès du médecin qui les avait soignées.

72 professions ont fourni ces maladies, qui ont donné lieu à 11,950 journées d'incapacité de travail. Ces maladies ont été réparties comme suit dans les quatre trimestres : 1.er 228 ; 2.e 232; 3.e 247; 4.e 208.

Rapports des principaux groupes morbides avec la constitution générale de l'année et avec celle des différentes saisons.

Des tableaux ont été dressés pour établir nominativement les maladies observées en 1841; je passerai sous silence cette fastidieuse énumération, et me contenterai de vous indiquer les principaux groupes morbides, en tâchant de faire ressortir les relations qui ont existé entre leur prédominance et les variations atmosphériques.

Fixons donc, avant tout, en utilisant d'excellentes notes fournies par M. Huette, la constitution atmosphérique de l'année, qui, pour nous, s'étend du 1.er décembre 1840 au 1.er décembre 1841.

Le mois de décembre avait été froid, sec, marqué par des vents dominants de nord et de nord-est. Les mois de janvier et de février donnèrent surtout, et alternativement, des vents d'ouest et de nord-est. La température de ces deux mois fut généralement froide, mais d'une manière moins continue et moins prononcée que celle du mois précédent. Quelques jours de neige, de grêle, une tempête, des glaces en rivière, des crues assez considérables dans les rivières de Loire et d'Erdre, de très-fortes variations barométriques, un état hygrométrique ordinaire et une médiocre quantité d'eau pluviale achèvent de caractériser la constitution atmosphérique de ce trimestre d'hiver, qui, en résumé, a été généralement froid et sec.

Le second trimestre (printemps), composé des mois de mars, avril et mai 1841, a été remarquable, surtout dans sa dernière moitié, par la minime

quantité des pluies : les vents dominants ont été, comme dans le trimestre
précédent, ceux d'ouest, sud-ouest et
nord-nord-est. Les variations barométriques y ont été moins considérables; la
température, froide ; l'état hygrométrique, très-ordinaire.

Pendant le premier mois du 3.e trimestre (été), continuation du temps sec ;
puis apparition et persistance des pluies
pendant une grande partie des deux
derniers mois. Aussi, pendant cette dernière période, les vents dominants ont-
ils été ceux du large. Somme toute,
ce trimestre a été humide, malgré quelques jours de température élevée qui
ont eu lieu dans le dernier mois. L'état
barométrique y a été très-variable ; une
tempête et l'apparition d'un météore
igné se sont manifestées pendant sa
durée.

Le 4.e trimestre, celui d'automne, a
commencé, comme le précédent avait
fini, par des jours pluvieux, alternant
avec quelques jours très-chauds. Au mi-
lieu de ce trimestre, température douce ;
retour des pluies à la fin. En résumé,
malgré la présence, dans cette période,
d'un ciel le plus souvent nuageux, le

nombre de ses beaux jours l'a emporté
sur celui des jours tout à fait cou-
verts.

Il résulte des faits précédents, que
l'année 1841 a été généralement froide
et humide ; que les jours chauds, en
petit nombre, se sont montrés surtout à
la fin de l'été et au commencement de
l'automne, c'est-à-dire après des pluies
abondantes. Ces données nous rendront
peut-être raison de quelques-uns des
faits pathologiques que nous allons vous
soumettre tout à l'heure.

Les caractères que nous venons d'as-
signer à la constitution atmosphérique
de 1841, ne sont, en définitive, à quelques exceptions près, que l'exagéra-
tion des caractères ordinaires de notre
climat. C'est donc contre l'humidité et
le froid que l'on doit surtout se prému-
nir pour se préserver des maladies, et
ce conseil s'adresse plus particulièrement aux ouvriers que leurs professions
exposent aux intempéries de l'air. Le
mode de vêtement n'est point indiffé-
rent ; ils doivent adopter ceux de laine,
autant que possible ; leur chaussure
doit être scrupuleusement imperméa-
ble ; l'addition d'un nouveau vêtement

après le travail ne serait point pour eux un objet de luxe.

Les maladies dominantes dans l'année 1841, ont été les affections des voies aériennes ; leur nombre a dépassé celui des affections du tube digestif, tandis que, dans les précédents rapports, on a pu constater une proportion inverse.

Le chiffre total de ces maladies a été de 173, et, chose remarquable, à l'exception de l'hiver, qui en a donné 73, les trois autres trimestres ont fourni des chiffres peu différents entre eux ; nous comptons, en effet, 39 pour le printemps, 29 pour l'été, 32 pour l'automne. L'absence presque complète de l'été rend bien raison de ce phénomène.

Nous remarquons parmi ces maladies des voies aériennes :

95 catarrhes pulmonaires ou rhumes.

11 pneumonies ou pleuro-pneumonies.

10 phthisies pulmonaires et laryngées.

2 pleurésies.

Les affections du tube digestif se sont élevées au chiffre de 150, inférieur à celui de la plupart des années précédentes. Dans l'été, qui est la saison de prédilection pour ces maladies, on n'en a compté que 51, c'est-à-dire 17 de moins que l'été précédent.

89 rhumatismes ont été observés dans le cours de l'année ; leur répartition dans les saisons offre une particularité remarquable. Après l'hiver, qui a fourni 31 de ces affections, l'été en donne 25 ; on n'en a compté que 18 dans le printemps et 15 dans l'automne. Ce que nous avons dit de la constitution des saisons en 1841, rend encore très-bien compte de cette anomalie.

Les névralgies des membres, sur lesquelles la température froide et humide a moins de prise, comme l'ont prouvé, je crois, nos précédents rapports, ont été très-peu nombreuses (6 seulement dans l'année); 4 ont eu lieu dans les deux saisons les moins froides, l'automne et l'été.

Les fièvres intermittentes ont atteint le chiffre de 85, savoir : 3 dans le premier trimestre ; 17 dans le second; 36 dans le troisième, 29 dans le quatrième. Les fièvres quotidiennes, au nombre de 22. ont eu leur maximum (12) en automne.

Les fièvres tierces, plus nombreuses (43 pour l'année), ont eu leur maximum en été, 19, et ont été, à l'inverse des fièvres quotidiennes, plus rares en automne que dans le printemps.

Trois fièvres quartes seulement ont été observées : 1 pendant l'hiver, 1 pendant l'été, 1 en automne.

Trois fois la fièvre intermittente a pris le caractère pernicieux.

Mais ce qui distingue particulièrement les fièvres intermittentes de cette année, c'est leur persistance et la tendance aux récidives très-rapprochées et très-fréquentes.

Les nombreuses pluies de l'été, alternant avec quelques rares chaleurs, et la température élevée du commencement de l'automne, immédiatement après les pluies de la saison précédente, expliquent jusqu'à un certain point ces particularités; mais une nouvelle cause locale s'est ajoutée, pour quelques-uns de nos sociétaires, à ces causes générales.

Ainsi, la prairie de la Magdeleine,

autour de laquelle sont groupés d assez nombreux ouvriers, devient, par ses eaux stagnantes et qui y séjournent une grande partie de l'année, une source de miasmes végétaux et une cause non interrompue, pendant 9 mois de l'année, de fièvres intermittentes d'une désolante ténacité et quelquefois d'une gravité extrême. La nouvelle chaussée qui traverse cette prairie, paraît ajouter aux difficultés que le terrain offre naturellement à l'écoulement des eaux. Des travaux seraient, suivant nous, indispensables pour l'assainissement de ce quartier. Nous ne doutons pas que les administrateurs du département et de la ville, toujours zélés pour le bien public, ne s'empressent de porter remède à ce mal, dès qu'il leur sera suffisamment signalé.

Les fièvres continues ont été rares; la fièvre typhoïde ne s'est montrée qu'une fois; les maladies éruptives ne figurent aussi dans nos tableaux que pour des chiffres très-peu élevés.

Nombre des maladies, relativement aux professions.

72 professions différentes, comprenant 922 individus, ont donné 915 maladies. C'est à peu près une maladie pour chaque sociétaire.

Mais les groupes morbides ne sont pas également répartis entre les diverses professions. Un tableau qui a pour but de faire connaître ces particularités, est disposé de manière à fournir, en regard de l'effectif de chacune de ces professions, l'effectif de ses différentes maladies.

Faute d'espace, je n'insèrerai point ce tableau, et me contenterai d'en offrir les principales déductions.

En groupant, d'après leurs analogies, les professions qui y sont mentionnées, comme plusieurs de mes collègues l'ont fait dans de précédents rapports, nous établissons 9 séries, dans lesquelles les prédispositions morbides sont différentes et mesurées par les chiffres suivants :

PREMIÈRE SERIE. — *Professions exigeant la présence au dehors, à toutes*

*les intempéries, et des efforts muscu-
laires considérables*, composées des portefaix, bousqueurs, garçons de magasins, manœuvres et journaliers, jardiniers, tailleurs de pierres, maçons, carriers, charpentiers de navire et de maison, scieurs de long, calfats et gréeurs, rouliers et cochers. Cette série, composée de 297 individus, a donné 283 maladies, c'est-à-dire :

1 maladie sur 1 individu environ, ou, plus exactement, 96 sur 100.

2.e SÉRIE. — *Professions extérieures exposant à être souvent mouillé.* — Cette série, comprenant les gardes-ville, employés d'octroi, facteurs de la poste, porteurs d'eau, pêcheurs, mariniers et gabariers, teinturiers, tanneurs et corroyeurs, chamoiseurs, contre-maîtres, blanchisseurs, est composée de 146 individus et a été affectée de 164 maladies, un peu plus de 1 sur 1, ou 112 sur 100.

3.e SÉRIE. — *Exercices musculaires assez considérables, travail près du feu ou dans des ateliers fortement chauffés, exposition à de grandes variations de température* — Charrons et

carrossiers, maréchaux-ferrants, for-
gerons, cloutiers, boulangers, chauf-
feurs, raffineurs, chocolatiers, fileurs,
serruriers, mécaniciens, couteliers.

176 ouvriers composent cette 3.ᶜ série et ont présenté 184 maladies.

C'est-à-dire 104 sur 100.

4.ᵉ SÉRIE. — *Professions intérieures,
exercices musculaires, travail dans une
atmosphère chargée de poussière.* —
Gratteurs de coton, cordiers, chapeliers,
brossiers, plumassiers, plâtriers, ocriers,
meuniers. 75 individus, 57 maladies.

C'est-à-dire 76 sur 100.

5.ᵉ SERIE. — *Professions exposant
aux émanations animales.* — Bouchers,
suiffiers. 5 individus, 3 maladies.

60 sur 100.

6.ᵉ SÉRIE. — *Professions exposant
à des émanations métalliques.* — Ver-
nisseurs, peintres et vitriers, faïenciers,
potiers d'étain.

Cette série comprend 38 ouvriers, qui
ont donné 24 maladies.

C'est-à-dire 63 sur 100.

7.ᵉ SÉRIE. — *Professions intérieures,
exercices modérés, travail debout dans
des ateliers salubres.* — Cette section,

composée des tonneliers, boisseliers, sabotiers, tourneurs, menuisiers, perceurs, formant en tout 37 individus, a fourni 31 maladies, soit :

83 sur 100.

8.ᵉ SÉRIE. — *Ateliers humides.* — Vanniers, tisserands ; effectif, 51 ; maladies, 45.

Ou 88 sur 100.

9.ᵉ SÉRIE. — *Travail intérieur, dans une position gênante.* — Sergers, bâtiers, chaisiers, cartiers, cordonniers, tailleurs.

Cette série comprend 113 individus et a été affectée de 86 maladies.

Soit : 75 maladies pour 100.

Le fait général le plus important à déduire des chiffres qui précèdent, est l'abaissement du nombre proportionnel des maladies dans toutes les professions intérieures, quelles que soient d'ailleurs les autres conditions d'insalubrité résultant de leur exercice.

Cet avantage des professions intérieures sur les autres est loin d'être constant ; dans nos rapports précédents, nous avons souvent vu un résultat inverse. Celui que nous observons pour l'année 1841, semble donc accidentel et lié à la constitution atmosphérique dont il a été parlé précédemment.

La seconde série, celle qui expose à subir souvent la pluie et les autres intempéries, est la plus mal partagée de toutes (112 sur 100); vient en seconde ligne la 3.ᵉ série, celle des ouvriers qui s'exposent souvent à l'air froid en sortant d'ateliers fortement chauffés; elle donne 104 sur 100.

C'est donc aux ouvriers des trois premières séries, à ceux qui travaillent dehors ou dans des ateliers fortement chauffés, que nous devons recommander surtout les précautions relatives au vêtement. C'est pour eux que l'application de la laine sur la peau est d'une indispensable nécessité. C'est à eux qu'il faut conseiller de changer de linge, autant que possible, après le travail.

Mais entrons davantage dans les détails, et voyons si la diversité des professions qui a influé, cette année, si notablement sur le nombre des maladies, n'a pas aussi, dans certains cas, déterminé leur nature.

Les affections des organes de la respiration ont offert les proportions suivantes, eu égard aux professions :

Exposés à de fréquents refroidissements :

Première série.	297 individus.	44 maladies respirat.	15 pour 100
2.ᵉ	—	146	—	43	—	29 — 100
3.ᵉ	—	176	—	35	—	19 — 100
Total des 3 séries.	619	—	122	—	19 — 100

Professions intérieures :

4.ᵉ	série.	75	—	6	—	8 — 100
6.ᵉ	—	38	—	5	—	13 — 100
7.ᵉ	—	37	—	3	—	8 — 100
9.ᵉ	—	113	—	22	—	19 — 100
Total des 4 séries.	263	—	36	—	13 — 100

La huitième section, composée des vanniers et tisserands, a été omise à dessein, parce qu'elle est dans la condition toute spéciale du séjour dans des ateliers humides ; la proportion de maladies respiratoires est exprimée, dans cette série, par les chiffres suivants :

51 individus, 11 maladies, 21 p. 100.

Parmi les professions exposées aux intempéries, il en est trois qui le sont plus encore que toutes les autres ; aussi ont-elles été frappées plus spécialement par les affections dont il s'agit, comme le prouvent les chiffres suivants :

Les pêcheurs, dont l'effectif dans la Société est de 17, ont donné 7 affections des organes respiratoires ; soit : 41 pour 100.

35 mariniers et gabariers ont été atteints 13 fois des mêmes maladies, ce qui donne le rapport de 37 pour 100.

Ces chiffres suffisent pour démontrer la prédominance des maladies pulmonaires dans les professions extérieures ; mais il n'en est pas toujours ainsi, et le résultat obtenu peut être regardé comme une conséquence de la constitution atmosphérique signalée plus haut.

De même que nous avons séparé des autres séries sédentaires la 8.ᵉ série, qui est dans des circonstances particulières , nous devons examiner à part la quatrième, qui est composée d'ouvriers travaillant dans une atmosphère chargée de poussière. Cette série n'a point vu s'élever, comme on aurait pu le supposer, le chiffre des maladies respiratoires.

Elle donne, en effet, 6 de ces maladies pour 75 individus, c'est-à-dire 8 pour 100.

Les affections rhumatismales sont aussi en excès dans les professions extérieures , mais à un moindre degré que les maladies précédentes. La différence est de 9 1[2 pour 100 à 8 pour 100.

Pour les maladies du tube digestif, il n'existe point de différence bien marquée entre les deux grands groupes des professions intérieures et extérieures. Le premier donne 14 pour 100, l'autre 15 pour 100 ; deux séries seulement offrent un excès assez marqué de ces maladies ; c'est d'abord la 3.ᵉ série, celle qui se compose d'ouvriers-travaillant à des températures élevées avec alternatives de refroidissement, qui donne le chiffre assez élevé de 22 pour 100.

C'est, en seconde ligne, la 9.ᵉ série, comprenant les ouvriers qui travaillent dans des positions gênantes, et qui offre 17 maladies pour 100 individus.

Les maladies du centre cérébral et des organes circulatoires, les fièvres intermittentes et les fièvres continues n'offrent rien de bien important à noter, dans leurs rapports avec les professions.

Les affections de la peau et du tissu cellulaire sont au nombre de 7 pour 100 dans les professions extérieures, de 4 dans les professions intérieures ; à peu près 6 en moyenne.

Les tanneurs et corroyeurs, exposés à avoir de fréquents contacts de la peau avec des substances animales, ont un excédant de 5 sur la moyenne des affections de la peau.

Les blessures et maladies chirurgicales ont été, comme on pouvait le prévoir et comme elles le sont toujours, prédominantes chez les ouvriers qui se livrent à des exercices violents. Cette prédominance est exprimée par une différence de 6 pour 100; la moyenne est de 16.

Les portefaix offrent le chiffre élevé de 31; les maçons, celui de 25 pour 100.

Décès. — Le nombre des décès, en 1841, s'est élevé au chiffre de 15, qui donne, pour une population de 934 individus, le rapport :

$$1 \quad \text{à} \quad 62.$$
$$1\ 1\textvisiblespace 2 \text{ à } 100.$$

De ces 15 décès, 9 ont été la suite d'affections chroniques, savoir : 6 phthisies pulmonaires, 1 phthisie laryngée, 1 cancer de l'estomac, 1 affection pulmonaire et intestinale déterminée par l'abus des boissons alcooliques.

5 fois, la mort a été le résultat des affections aiguës suivantes : 1 hémorragie interne, 2 méningites, 1 *delirium tremens,* suite de l'ivrognerie, 1 péritonite sub-aiguë.

Enfin, un de nos sociétaires a succombé à une chute d'un bâtiment élevé .

En recherchant les antécédents de tous les ouvriers qui ont succombé, nous trouverions pour plusieurs le motif de cette issue funeste dans des habitudes vicieuses; mais je me hâte d'arriver à l'étude des causes spéciales qui ont déterminé les maladies de plusieurs de nos sociétaires.

Causes des maladies. — Nous avons déjà parlé ailleurs de l'influence qu'ont semblé exercer, d'une part, les professions, d'autre part, la constitution atmosphérique, sur les maladies de l'année 1841; les documents suivants, résultant du dépouillement de nos bulletins trimestriels, compléteront ce que j'ai à vous dire sur les causes de vos maladies.

1.º L'emphysême pulmonaire a paru occasionné, chez trois malades, par des courses rapides et répétées.

2.º Trois fois, l'asthme s'est montré héréditaire : un des ouvriers dont il est question ici avait reçu cette transmission morbide de sa mère; un autre, de son père; le troisième avait vu son père et sa mère asthmatiques.

3.º Un ouvrier, mort jeune encore

d'apoplexie, semblait avoir reçu de son père et de sa mère, morts de la même manière, la disposition à cette affection.

4.º Un peintre en faïence et un ouvrier employé à piler le minium ont été atteints de colique et de paralysie saturnines.

5.º Une dysphagie grave a été la suite de l'ingestion d'un aliment trop chaud.

6.º Une gastrite a été déterminée par l'usage fait en secret de la médecine Leroy.

7.º Une surdité a été occasionnée par l'audition de détonations violentes.

8.º Un brossier a contracté une conjonctivite, en battant des poils de Russie et restant long-temps exposé à la poussière qui résultait de cette opération.

Une autre conjonctivite a été, chez un mécanicien, produite par un petit éclat de fer.

9.º L'hypertrophie du cœur a donné lieu deux fois à des congestions cérébrales.

10.º Une angioleucite du bras a été l'effet de la piqûre d'un doigt.

1 *

11.º Une asphyxie incomplète a été produite par la vapeur du charbon.

12.º Les fluxions buccales se montrent souvent chez les chapeliers. Nous avons dû en rechercher la cause, et nous avons pensé la trouver dans l'absorption d'émanations mercurielles que certaines opérations du chapelier rendent inévitable.

13.º Un autre chapelier a été repris de bronchite toutes les fois qu'il a travaillé au feutre à doublage.

14.º 53 fois la qualification de buveur est placée auprès du nom de la maladie ; si celle-ci n'a pas été dans tous ces cas l'effet direct de l'empoisonnement alcoolique, elle l'a été dans presque tous, et dans les autres elle a été notablement aggravée par cette circonstance fâcheuse.

13 affections cérébrales ont été évidemment occasionnées par l'abus habituel du vin ou de l'eau-de-vie : ce sont des congestions cérébrales au nombre de sept, un accès de monomanie suicide et 5 cas de *delirium tremens ;* l'un de ceux-ci a été mortel.

15 maladies des organes respiratoires

ont été causées ou aggravées ou prolongées par le même abus, savoir : des bronchites, des congestions et pléthores pulmonaires, un accès d'asthme, une pleuro-pneumonie chronique terminée par la mort.

4 congestions cérébrales et pulmonaires, l'une d'elles accompagnée de crachements de sang abondants, ont reconnu pour unique cause l'intempérance, qui a aussi développé :

3 affections du cœur ; hypertrophie, palpitations ; syncopes.

1 dysurie ;

1 amaurose ;

10 affections caractérisées par des douleurs pseudo-rhumatismales siégeant généralement dans les membres, et quelquefois dans diverses parties du tronc ;

6 affections des organes digestifs, 3 colites, 1 dyssenterie, 1 hémorragie intestinale, 1 gastrodynie.

L'abus du vin a aussi donné lieu à six blessures plus ou moins graves : 1 plaie de tête, 4 contusions fortes, 1 fracture.

Mais ce n'est pas tout encore : l'ivrognerie, si propre à déterminer des maladies spéciales , apporte souvent de fâcheuses complications dans les maladies ordinaires, ou les prolonge indéfiniment.

Pour donner un aperçu, une sorte de résumé des symptômes principaux de l'empoisonnement par les spiritueux (car c'est bien là un véritable empoisonnement), je prendrai pour type l'état que je suis malheureusement à même de constater chez un des ouvriers de ma section, 6 à 7 fois par année.

Cet homme, d'une constitution robuste, fait de fréquents excès. Quand il dépasse la mesure, et quelquefois même sans cela, et en raison seulement des abus antérieurs, à un tremblement des membres, qui est continuel chez lui, se joignent les phénomènes suivants : sa face est rouge, abattue, peu expressive; ses yeux sont cependant brillants et humides; il éprouve des étourdissements, de la somnolence, de la douleur et de la pesanteur à la tête. Il est incessamment tourmenté par une toux, sous forme de quintes extrêmement tenaces, n'amenant, qu'après les plus grands efforts, quelques crachats glaireux et parfois du sang en grande abondance. Alors sa face se congestionne, ses yeux pleurent, ses étourdissements augmentent, il arrive à un état d'angoisse inexprimable. Souvent aussi ce malade offre de la diarrhée, de l'enflure aux jambes, des douleurs violentes dans le tronc ou dans les membres, il est pusillanime, faible, sans énergie.

Tels sont les traits que nous avons le chagrin de rencontrer, plus ou moins prononcés, chez plusieurs de nos sociétaires.

La désastreuse habitude dont nous venons de signaler les résultats, n'est pas un fait général sans doute, mais l'exception devient trop large et demande à être réprimée.

Quelle mesure prendra le comité pour mettre l'institution qu'il dirige avec tant de dévouement, en garde contre de graves abus ? Nous l'ignorons, et cependant nous sommes sûr qu'il en proposera d'efficaces, parce qu'il a toujours marché ferme, en dépit de tous les obstacles, à la réalisation de son œuvre morale. Cette œuvre il l'accomplira, mais il lui faut votre concours. C'est à cette condition seulement que notre Société, née sous d'heureux auspices, honorée dans ses commencements pour le bien qu'elle avait fait et pour celui qu'elle promettait, pourra conserver sa noblesse et contribuer à la gloire de notre ville.

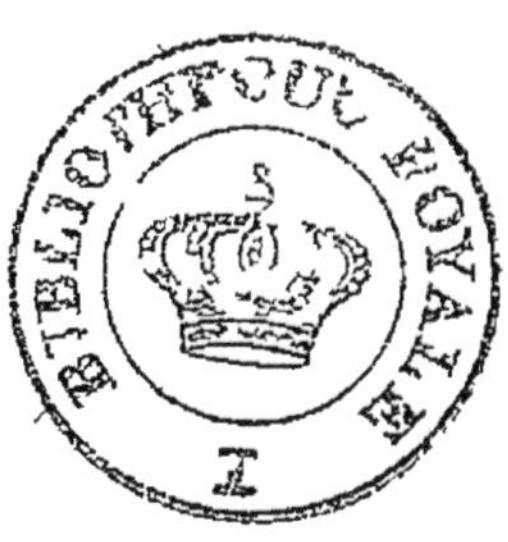

Nantes, imprimerie de C. Mellinet. — 36,156.